BEI GRIN MACHT SICH IHR WISSEN BEZAHLT

AF144718

- Wir veröffentlichen Ihre Hausarbeit, Bachelor- und Masterarbeit

- Ihr eigenes eBook und Buch - weltweit in allen wichtigen Shops

- Verdienen Sie an jedem Verkauf

Jetzt bei www.GRIN.com hochladen und kostenlos publizieren

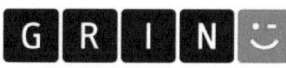

Interkulturelle Kompetenz im pädagogischen Fachpersonal. Inwiefern ist das eine Schlüsselkompetenz für die frühkindlichen Bildung?

Finn-Hendrik Stegen

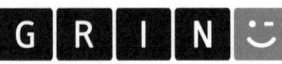

Bibliografische Information der Deutschen Nationalbibliothek:

Die Deutsche Nationalbibliothek verzeichnet diese Publikation in der Deutschen Nationalbibliografie; detaillierte bibliografische Daten sind im Internet über http://dnb.d-nb.de abrufbar.

ISBN: 9783346397812
Dieses Buch ist auch als E-Book erhältlich.

Druck und Bindung: Books on Demand GmbH, Norderstedt Germany
Gedruckt auf säurefreiem Papier aus verantwortungsvollen Quellen

Das vorliegende Werk wurde sorgfältig erarbeitet. Dennoch übernehmen Autoren und Verlag für die Richtigkeit von Angaben, Hinweisen, Links und Ratschlägen sowie eventuelle Druckfehler keine Haftung.

Das Buch bei GRIN: https://www.grin.com/document/1009933

MSH Medical School Hamburg

University of Applied Sciences and Medical University

Fakultät Gesundheitswissenschaften

Bachelor-/Masterstudiengang Transdisziplinäre Frühförderung

Studienarbeit

Inwiefern stellt die interkulturelle Kompetenz eine Schlüsselkompetenz für das pädagogische Fachpersonal in der frühkindlichen Bildung dar?

vorgelegt von: Finn-Hendrik Stegen

vorgelegt am: 13.09.2019

Semester: 2. Semester

Modulbezeichnung: Grundlagen und Umsetzung der TFF (M08)

Inhaltsverzeichnis

1 Zusammenfassung

Diese Studienarbeit setzt sich mit der interkulturellen Kompetenz im pädagogischen Kontext auseinander und bezieht sich zum größten Teil auf das Handeln der Erzieher in der frühkindlichen Bildung. Es wird aufgezeigt, inwieweit die interkulturelle Kompetenz als Schlüsselkompetenz in der frühkindlichen Bildung zu verstehen ist. Interkulturelle Kompetenz ist die Fähigkeit mit Personen anderer Kulturkreise oder ethnischer Gruppen angemessen kommunizieren und interagieren zu können, also ein beidseitiger vernünftiger Umgang mit Menschen unterschiedlicher kultureller Orientierung. Deshalb ist es wichtig, dass das handelnde Personal in Kindertagesstätten in interkultureller Kompetenz fortgebildet wird. Denn jedes Kind hat das Recht auf eine gleichwertige Behandlung und Versorgung. Kultur und Sprache dürfen nicht zu einem Hindernis bei der gleichwertigen Behandlung in Kindertagesstätten werden, sondern sollten als Ressourcen und Individualität betrachtet werden. Um der Chancengleichheit in der frühkindlichen Bildung gerecht zu werden bedarf es interkultureller Kompetenz.

2 Abstract

This student research project deals with intercultural competence in the pedagogical context and refers mainly to the actions of educators in early childhood education. It is shown to what extent intercultural competence is to be understood as a key competence in early childhood education. Intercultural competence is the ability to communicate and interact appropriately with people of other cultures or ethnic groups, i.e. to deal reasonably with people of different cultural orientations. That is why it is important that the acting educators in daycare centers receive further training in intercultural competence. Every child has the right to equal treatment and care. Culture and language must not become an obstacle to equal treatment in daycare centers, but should be seen as resources and individuality. Intercultural competence is required in order to do justice to equal opportunities in early childhood education.

3 Einleitung

Auf Grund von Erfahrungen in der Arbeit mit Kindern mit unterschiedlichen kulturellen Hintergründen, entstand die Grundidee dieser Studienarbeit. Mit dieser Arbeit soll aufgezeigt werden, warum es in unserer heutigen Zeit von wesentlicher Bedeutung ist, interkulturell kompetentes Fachpersonal in der frühkindlichen Bildung vorfinden zu können. Um ein wissenschaftliches Fazit ziehen zu können, müssen zunächst einmal grundlegende Begriffe, die eine große Relevanz für diese Arbeit besitzen, näher beleuchtet werden. Es muss zum einen deutlich werden, was Kultur ist und zum anderen, was interkulturelle Kompetenz ist. Zudem muss darauf eingegangen werden, inwieweit das pädagogische Fachpersonal in Kindertagesstätten interkulturelle Kompetenz erwerben und ausstrahlen kann. Diese Arbeit fokussiert sich nämlich auf interkulturelle Kompetenz im pädagogischen Kontext. Es soll verdeutlicht werden, warum interkulturelle Kompetenz bei den handelnden Erziehern in Kindertagesstätten von immenser Wichtigkeit ist und inwiefern diese Schlüsselkompetenz Einfluss auf die Entwicklung von Kindern nehmen kann. Dementsprechend wichtig ist es die unterschiedlichen Teilaspekte von interkultureller Kompetenz genauer zu erläutern, um eine genaue Schlussfolgerung auf den Zusammenhang zu erhalten. Zu guter Letzt folgt ein Fazit, das mit der Beantwortung der Leitfrage abschließt. Aus Gründen der Lesbarkeit wird in dieser Arbeit immer nur ein Geschlecht erwähnt, es sind jedoch beide Geschlechter damit gemeint.

4 Theoretischer Teil

4.1 Kultur

Interkulturelle Kompetenz baut auf ein grundlegendes Verständnis von Kultur auf. Aus diesem Grund muss zunächst einmal der Kulturbegriff genauer definiert werden. Kultur ist als vom Menschen geschaffenes Bedeutungsgewebe zu verstehen. Dieses Bedeutungsgewebe beinhaltet alles, was der Mensch selbst hervorbringt. Deshalb versteht man unter Kultur zum einen literarisch-musisch-künstlerische Errungenschaften, also Leistungen, die der Mensch unter anderem durch das Verändern seiner Umgebung hervorbringt und zum anderen geistige Errungenschaften, wie zum Beispiel (z.B.) die Wissenschaft oder religiöse Praktiken (Gemeinhardt, 2012; Gernhardt, Herrmann & Korte-Rüther, 2013). Kultur ist dementsprechend nicht nur visuell wahrzunehmen, sondern um Kultur zu verstehen und sie in Gänze wahrzunehmen, bedarf es weit mehr als nur die visuelle Fähigkeit des Menschen. Das oben beschriebene Verständnis von Kultur lässt darauf schließen, dass Kultur sich aus zwei Bestandteilen zusammensetzt. Es gibt die explizite und die implizite Kultur. Letztere stellt die nicht-sichtbaren Elemente von Kultur dar, also die kulturellen Bereiche, die für Menschen mit anderen kulturellen Hintergründen, nur schwer zu erkennen sind und viel Zeit benötigen, um gesehen und verstanden zu werden. Mit der impliziten Kultur lassen sich somit Sitten, Gebräuche, Normen und Werte einer Kultur beschreiben. Mit der expliziten Kultur lassen sich die sichtbaren Artefakte von Kultur beschreiben. Zu den sichtbaren Artefakten zählen unter anderem Sprache, Kleidung, Essen und Gesten (Audebert et al., 2008). Heutzutage wird Kultur zudem als offenes, dynamisches und deterritoriales Gebilde betrachtet. Das wiederum bedeutet, dass Kultur sich prozessual und unabhängig von Ort und Zeit entwickelt. Der geographische Standort verliert immer mehr an Bedeutung für Kulturen und es kommt in unserer global vernetzten Welt zu einem multikulturellen Zusammenleben innerhalb einer Gesellschaft (Audebert et al., 2008). Multikulturell bedeutet, dass Menschen verschiedener Kulturen am selben Ort nebeneinanderher leben. Somit koexistieren viele unterschiedliche Kulturen innerhalb einer Gesellschaft (Gemeinhardt, 2012). Durch das multikulturelle Zusammenleben entstehen immer häufiger interkulturelle Begegnungen. Eine interkulturelle Begegnung ist jedes Treffen von zwei Personen, die nicht aus demselben Kontext stammen. Ob auf der Arbeit im Büro, im Supermarkt an der Kasse, in der Schule, in der Kindertagesstätte (Kita) oder sonst wo, interkulturellen Interaktionen sind in der heutigen Zeit unumgänglich. Um in diesen Situationen feinfühlig und sicher interagieren zu können, ist interkulturelle Kompetenz notwendig (Gernhardt et al., 2013).

Prototypen kultureller Modelle

Wenn die unterschiedlichen Kulturen weltweit betrachtet werden, lassen sich zwei Prototypen kultureller Modelle herauskristallisieren. Zum einen das *Modell der psychologischen Autonomie*, welches vorwiegend für die westliche Mittelschicht in Europa und in den USA typisch ist. Das Modell der psychologischen Autonomie legt den Fokus auf die Selbstverwirklichung (des Kindes). Kinder sollen lernen selbstbestimmt und selbstständig zu handeln und ihre Wünsche zu realisieren. Um das zu erreichen wird das Kind von den Eltern in die familiäre Kommunikation miteinbezogen und es werden viele offene Fragen an das Kind gestellt. Zum anderen gibt es noch das *Modell der hierarchischen Verbundenheit*, welches vorwiegend für ländliche und subsistenzwirtschaftlich orientierte Bevölkerungsschichten in Afrika und Asien typisch ist. Dieses Modell stellt nicht das Kind als Individuum in den Mittelpunkt, sondern betrachtet es lediglich in seiner Einbettung in die Gemeinschaft, in der es aufwächst. Dementsprechend liegt auch der kommunikative Fokus auf das Geschehen in der Gemeinschaft, in die sich das Kind einfügen muss. Außerdem herrscht ein repetitiver Sprachstil, denn dem Kind wird strikt vorgegeben, welche Meinung es zu vertreten hat und die Ansichten seiner Eltern zu teilen. Es muss bei beiden Modellen berücksichtigt werden, dass diese kulturellen Modelle nur Prototypen sind und Erziehung selten strikt nach einem dieser Modelle verläuft. Vielmehr sind diverse Hybridformen dieser beiden Prototypen in Kulturen weltweit vorzufinden (Gernhardt et al., 2013).

4.2 Interkulturelle Kompetenz

Heutzutage wird die Welt immer vernetzter und Menschen, die aus unterschiedlichen Kontexten stammen, kommen miteinander in Kontakt. Es wird von einer interkulturellen Situation gesprochen, wenn wir Menschen aus einem anderen Kontext begegnen und diese nicht unser Verständnis von Normalität teilen. Während wir uns in vielen Alltagssituationen den vorherrschenden Handlungsnormen und Regeln bewusst sind, fühlen wir uns in interkulturellen Situationen eher unsicher. Da wir in interkulturellen Situationen nicht wie gewohnt handeln, kommunizieren und interagieren können, wird die interkulturelle Begegnung zu einer großen Herausforderung. Um dieser Herausforderung gewachsen zu sein und sich auf derartig unsichere Situationen vorzubereiten, besuchen immer mehr Menschen professionelle, interkulturelle Kurse (Audebert et al., 2008; Gernhardt et al., 2013; Hepke, Peter & Scheithauer, 2017). Die Voraussetzung zur Bewältigung einer solchen Situation ist die Handlungskompetenz. Diese setzt sich aus verschiedenen Teilkompetenzen zusammen. Die Teilkompetenzen manifestieren sich jeweils auf drei verschiedenen Ebenen: auf der Wissensebene, auf der Haltungsebene und auf der Verhaltensebene (Gernhardt et al., 2013).

Die Fachkompetenz ist ein Teilaspekt der Handlungskompetenz. Auf der Wissensebene beschreibt die Fachkompetenz das fachliche Wissen. Aber das alleinige fachliche Wissen genügt nicht. Vielmehr müssen wir in der Lage sein unser Fachwissen anzuwenden und dementsprechend auch fachlich engagiert zu handeln. Die Methodenkompetenz stellt einen weiteren Aspekt der Handlungskompetenz dar. Es ist von Vorteil verschiedene Methoden zu kennen, die uns in unterschiedlichen interkulturellen Interaktionen als Werkzeug dienen. Deshalb ist es wichtig die Methoden nicht nur in ihrer Theorie zu kennen, sondern auch in der Lage ist praktisch nach diesen zu handeln. Einen weiteren Aspekt der Handlungskompetenz stellt die soziale Kompetenz dar. Sind wir sozial kompetent, dann besitzen wir einerseits Wissen über soziale Handlungsnormen und Regeln und sind andererseits im Stande diese auch in der jeweiligen Begegnung einzusetzen. Zu guter Letzt müssen wir Selbstkompetenz ausbilden. Dabei geht es vor allem um Selbstreflexion. Auf der Einstellungsebene äußert sich die Selbstkompetenz in unserer persönlichen Motivation und Lernbereitschaft. Auf der Verhaltensebene äußert sich die Selbstkompetenz durch Kritikfähigkeit und Verantwortung (Audebert et al., 2008; Gernhardt et al., 2013; Hepke et al., 2017). Wenn wir diese vier Teilkompetenzen ausgebildet haben, können wir handlungskompetent in den meisten uns bekannten Situationen agieren. Da in einer interkulturellen Situation diese Bekanntheit und Sicherheit überwiegend nicht vorherrscht, muss zur Bewältigung einer interkulturellen Interaktion die Handlungskompetenz auf die unbekannte Situation transferiert werden. Doch um die interkulturelle Interaktion erfolgreich bestreiten zu können, bedarf es mehr als nur die Handlungskompetenz. Damit der Transfer in einer uns unbekannten interkulturellen Situation gelingt, benötigen wir neben der Handlungskompetenz auch interkulturelles Wissen und interkulturelle Fähigkeiten. Dazu gehört z.B. Wissen über den fremdkulturellen Kontext, aber auch die Fähigkeit die eigene und fremde Kultur reflektiert zu betrachten (Gernhardt et al., 2013; Hepke et al., 2017). Es gilt aber zu verstehen, dass es nicht die allgemeingültige interkulturelle Kompetenz gibt. Vielmehr wird interkulturelle Kompetenz als eine Kompetenz verstanden, die sich im stetigen Prozess verändert und entwickelt. Beim Transfer von Handlungskompetenz auf interkulturelle Situationen kombiniert interkulturelle Kompetenz verschiedene Schlüsselqualifikationen. Dieser Prozess ermöglicht es uns in interkulturellen Situationen zukünftig einen gemeinsamen neuen Weg zu finden. Das Ziel interkultureller Situationen ist es in Aushandlungsprozessen Normalität, Plausibilität und Routine herzustellen, sodass sicheres Handeln wieder möglich wird (Audebert et al., 2008).

Heutzutage ist die kulturelle Heterogenität in Deutschland sehr stark ausgeprägt, sodass Situationen, in denen sich zwei Menschen mit verschiedenen kulturellen Hintergründen begegnen, vermehrt vorkommen. Um in diesen Situationen die Ruhe zu bewahren und Sicherheit auszustrahlen, bedarf es interkultureller Kompetenz. Interkulturelle Kompetenz beschreibt somit die Fähigkeit in interkulturellen Situationen angemessen und effektiv zu agieren und stellt eine Kombination aus emotionalen, kognitiven sowie verhaltensspezifischen Aspekten dar (Hepke et al., 2017). Mit interkultureller Kompetenz kann man das Potenzial, welches kulturelle Vielfalt bietet, ausschöpfen und einen Beitrag zur Integration leisten und Ausgrenzung entgegenwirken. Der Erwerb von interkultureller Kompetenz kann als kontinuierlicher, dynamischer Prozess verstanden werden. Dieser Prozess umfasst mehrere Dimensionen, die in Wechselwirkung zueinanderstehen (Audebert et al., 2008). Die Grundlage interkulturelle Kompetenz stellt die Handlungskompetenz dar, welche auf der vorherigen Seite schon ausführlich erklärt wurde. Aber auch andere Dimensionen sind für die interkulturelle Kompetenz sehr relevant. So ist die Einstellung als auch die Haltung eines Individuums kultureller Vielfalt gegenüber sehr entscheidend beim Erwerb von interkultureller Kompetenz. Im Grunde sollte eine allgemeine Offenheit und Wertschätzung kultureller Vielfalt vorliegen, sowie eine neugierige und vorurteilsfreie Begegnung mit Personen aus fremden Kulturen möglich sein. Das kulturelle Wissen alleine reicht also nicht aus um interkulturelle Kompetenz zu erlernen, vielmehr von Bedeutung ist es eine grundlegend positive Einstellung gegenüber interkulturellen Situationen zu besitzen. Eine konstruktive Grundhaltung kann durch kulturelle Bildung und/oder Mehrsprachigkeit gefördert werden (Audebert et al., 2008; Gernhardt et al., 2013). Eine weitere Dimension ist die externe Wirkung interkultureller Kompetenz. Ihr zugrunde liegt eine konstruktive Interaktion. Um angemessen zu interagieren, sollte man zum einen die Normen und Werte seines Interaktionspartner kennen und beachten und zum anderen respektvoll mit diesen umgehen, um die wechselseitige Anerkennung nicht zu gefährden. Interkulturelle Kompetenz kann soziale Konflikte, die in kulturellen Differenzen begründet liegen, nicht vollkommen beiseiteschaffen, aber sie bietet einen guten Ansatz mögliche Konflikte in einem frühen Stadium zu erkennen und sensibel wahrzunehmen und konstruktiv mit diesen umzugehen (Audebert et al., 2008). Die Reflexionskompetenz ist die letzte zu beschreibende Dimension. Sie setzt voraus das eigene Werte- und Verständnissystem zu relativieren und einen Perspektivwechsel vorzunehmen. Wer interkulturell kompetent ist, akzeptiert und respektiert die Weltsicht, Normen und Werte seines Interaktionspartner und ist in der Lage dieses reflektiert zu betrachten (Audebert et al., 2008; Hepke et al., 2017).

4.3 Interkulturelle Kompetenz in Kindertagesstätten

In diesem Abschnitt geht es um interkulturelle Kompetenz im pädagogischen Kontext. Wenn eine professionell agierende Person, wie z.B. in einer Kindertagesstätte (Kita) der Erzieher, mit Kindern und Familien verschiedener Kulturen zu tun hat, trägt diese Person eine entscheidende Rolle zwischen den verschiedenen Parteien als Vermittler zu fungieren. In den meisten Fällen gehört der Erzieher der kulturellen Mehrheit in der Kita und steht repräsentativ für diese und ist in der besonderen Situation mit Kindern und Familien zu arbeiten, die andere kulturelle Hintergründe besitzen und zur kulturellen Minderheit in der Kita gehören. Um diese Herausforderung erfolgreich bewältigen zu können, muss der Erzieher interkulturelle Sensitivität ausbilden. Hierbei ist es wichtig sein eigenes ethnozentrisches Weltbild zu reflektieren. Der Erzieher sollte ethnorelativistisch arbeiten und handeln. Für die Arbeit mit Kindern und Familien anderer Kulturen ist es dementsprechend sehr wichtig sich im Vorfeld Wissen über kulturelle Hintergründe der Kinder und Familien anzueignen. Des Weiteren ist es vonnöten eine liebevolle und wertschätzende Atmosphäre innerhalb der Kita zu erzeugen. Wenn pädagogisches Fachpersonal die kulturell-bedingten, verschiedenen Stärken der Kinder akzeptiert und versteht und den anderen

Kindern vorlebt, dass kulturelle Differenzen eine Bereicherung für unsere Gesellschaft darstellen, werden diese auch kulturell sensitiver reagieren und kulturelle Vielfalt mehr wertschätzen (Gernhardt et al., 2013; Hepke et al., 2017).

Pädagogische Konzepte zum interkulturellen Handeln in Kindertagesstätten

Es bestehen bereits seit längerem verschiedene pädagogische Konzepte, die neben kultureller Vielfalt weitere soziale Determinanten in Betracht ziehen. Im Folgenden werden zum einen die Annahmen des Anti-Bias-Approach und zum anderen der Ansatz von kultursensitiver Frühpädagogik dargestellt (Hepke et al., 2017).

Anti-Bias-Approach

Das Anti-Bias-Approach ist als ein Hilfsmittel im Kontext der pädagogischen Arbeit zu verstehen. Dieses Konzept hat die Absicht vier grundsätzliche Ziele in die pädagogische Arbeit miteinfließen zu lassen. Die Kinder sollen eine Ich-Identität und eine Gruppenidentität entwickeln. Sie sollen sich anderen gegenüber nicht überlegen fühlen. Außerdem soll den Kindern Empathie vermittelt werden und ihnen soll zu verstehen gegeben werden, dass Menschen gleich und auch verschieden sind. Die Erzieher sollen des Weiteren kritisches Denken gegenüber Vorurteilen unterstützen. Zu guter Letzt sollen Kinder lernen, wie sie sich gegen Ungerechtigkeit und Diskriminierung wehren können. Bei diesen Zielen ist es wichtig zu beachten, dass die Anti-Bias-Arbeit sowohl mit den Kindern als auch mit dem pädagogischen Fachpersonal durchzuführen ist. Denn pädagogische Mitarbeiter, die nach interkulturellen Konzepten arbeiten, sollten auch selber diese Ziele verfolgen. Wenn die Erzieher interkulturelle Kompetenz ausstrahlen und sich damit identifizieren, lässt sich in der Kita leichter ein kultursensitives Setting schaffen. Davon profitieren die heimischen sowie die immigrierten Kinder und Familien gleichermaßen. Zusammenfassend lässt sich festhalten, dass die Anti-Bias-Arbeit den Fokus auf eine sensitive Perspektive in sozialen Interaktionen und ein dementsprechendes Setting setzt (Hepke et al., 2013).

Kultursensitive Frühpädagogik

Dieses Konzept besteht aus einer Trias, in der alle Dimensionen in Wechselwirkung miteinander stehen. Kultursensitive Frühpädagogik beschreibt, wie die Erzieher kultursensitives pädagogisches Handeln erlernen können. Eine Komponente der Trias ist die Kenntnis. Es ist wichtig über ein theoretisches Wissen um kulturelle Hintergründe zu verfügen und die Erkenntnis zu haben, dass Kultur einen großen Einfluss auf Erziehungsstile und -ziele ausübt. Zudem sollte eine angemessene Reflexion über das eigene Verhalten in Bezug auf kulturelle Vielfalt erfolgen. Die dritte Dimension gibt praxisorientierte Handlungsoptionen für das Leben mit Diversität im pädagogischen Alltag (Hepke et al., 2013).

5 Hypothese

Maßgeblichen Einfluss auf die Themenwahl dieser wissenschaftlichen Arbeit hatte der Kontakt zu Kindern aus verschiedenen kulturellen Kontexten in einer Schule. Es wurde beobachtet wie unterschiedlich die Kinder zum einen auf Kontaktversuche und zum anderen auf Lob oder Kritik reagiert haben. Aus diesen Beobachtungen resultierte die Idee sich mit verschiedenen Kulturen im Rahmen dieser wissenschaftlichen Arbeit zu befassen. Nachdem sich intensiver mit dem Thema Kultur auseinandergesetzt wurde, entstand die Leitfrage dieser Arbeit:

Inwiefern stellt die interkulturelle Kompetenz eine Schlüsselkompetenz für pädagogisches Fachpersonal in der frühkindlichen Bildung dar?

Es ist zu erwarten, dass die interkulturelle Kompetenz für das pädagogische Fachpersonal in der frühkindlichen Bildung von wesentlicher Bedeutung ist, da eine kulturunsensible Haltung der Pädagogen die Entwicklung der Fachkraft-Kind-Bindung unterbinden würde. Auf Grund der Forschungsarbeit von Hörmann (2013) weiß man, wie wichtig es ist, dass ein Kind einen Bezugserzieher als sichere Basis anerkennt. Außerdem wird angenommen, dass auch die Einbindung der Familie in die frühkindliche Bildung von interkulturell geschultem Personal profitieren würde (Lanfranchi, 2016; Lüdicke, Beckers, Pfeiffer, Sievers & Spörkmann, 2015).

Um ein wissenschaftliches Fazit zu bekommen, ob interkulturelle Kompetenz als Schlüsselkompetenz für pädagogisches Fachpersonal in der frühkindlichen Bildung zu verstehen ist, musste zuvor eine umfassende Literaturrecherche erfolgen. Dazu wurde zunächst bei Google zudem Schlagwort *„interkulturelle Kompetenz"* gesucht. Nach kurzer Einlese-Zeit zu diesem Thema erfolgte eine umfassende Literaturrecherche in verschiedenen wissenschaftlichen Datenbanken. So wurde allen voran auf Google Scholar und in der digitalen Bibliothek der Medical School Hamburg „milibib" zu den folgenden Schlüsselbegriffen recherchiert.

Schlüsselbegriffe: interkulturelle Kompetenz / Kultur / interkulturelle Kompetenz und Kindertagesstätte / Inklusion / Inklusion und Kindertagesstätte

Die Suche in den wissenschaftlichen Datenbanken erfolgte unter Verwendung Boolescher Faktoren. Da sehr viele Fachartikel und Fachbücher gesichtet wurden sind, galt es nun diese nach ihrer Relevanz für die Leitfrage dieser Arbeit zu bewerten. Viele Artikel wurden aus dem Grund aussortiert, da sich kein inhaltlicher Bezug zu dieser Arbeit herstellen ließ. Außerdem waren sich viele Artikel vom Inhalt und Aufbau her sehr ähnlich. Dadurch ließ sich der Wahrheitsgehalt, der in dieser Arbeit einfließenden Literatur, nochmal belegen. Am Ende blieben *sieben* Quellen über, die in dieser Studienarbeit mit einbezogen wurden. Die übrig gebliebenen Quellen wurden akribisch durchgearbeitet und wichtige Aussagen herausgefiltert.

Inwiefern stellt die interkulturelle Kompetenz eine Schlüsselkompetenz für pädagogisches Fachpersonal in der frühkindlichen Bildung dar?

Das pädagogische Fachpersonal in Kindertagesstätten sollte interkulturell kompetent sein, da heutzutage die kulturelle Diversität in den Kitas sehr groß ist. Ohne die notwendige Kompetenz können die Erzieher dem Anspruch nicht gerecht werden, dass alle Kinder die gleiche Bildung und die gleiche Versorgung erhalten. Jedes Kind hat das Recht auf eine gleichwertige Behandlung und um Chancengleichheit zu gewährleisten, bedarf es interkulturelle Kompetenz (Lüdicke et al., 2015). Auf jedes Kind muss individuell eingegangen werden können, um es in seiner Entwicklung zu fördern. Dabei dürfen Kultur und Sprache nicht zum Hindernis bei der Versorgung werden. Es ist wichtig ressourcenorientiert und wertschätzend mit allen Kindern zu arbeiten. Des Weiteren ist interkulturelle Kompetenz in der frühkindlichen Bildung wichtig, weil auch Kinder mit anderen kulturellen Hintergründen (als die des Erziehers) von einer Fachkraft-Kind-Bindung profitieren würden. Tritt man dem Kind kulturunsensibel entgegen wird es schwer für das Kind eine sichere Bindung zu einem Erzieher aufzubauen. Dabei ist die Fachkraft-Kind-Bindung eine sehr wichtige Beziehung in der Entwicklung eines Kindes. Denn fehlt dem Kind ein Rückzugsort und eine Vertrauensperson in der Kita, wird es in seinem Explorationsverhalten beeinträchtigt (Becker-Stoll, 2018). Von interkulturell geschultem Personal profitieren nicht nur die Kinder in der Kita. Auch die Familien der Kinder profitieren von kultursensitiven Verhalten der Fachkräfte. Denn kultursensibles Verhalten der Fachkräfte führt dazu, dass alle Eltern gleichermaßen erreicht werden können (Lanfranchi, 2016). Ausreichend ist es aber nicht, dass nur das Personal interkulturell geschult ist. Vielmehr muss sich die ganze Einrichtung interkulturell Öffnen. Abschließend kann man festhalten, dass alle Beteiligten von interkulturell kompetenten Fachkräften profitieren. Auch die Fachkräfte selber, denn durch den Erwerb interkultureller Kompetenz lernen sie ihre eigene Arbeit reflektiert zu betrachten. Die interkulturelle Kompetenz stellt eine Schlüsselkompetenz in der frühkindlichen Bildung dar, weil sie zum einen alle wichtigen Qualifikationen für die Arbeit mit Kindern vereint und weil sie zum anderen zwischen allen Beteiligten eine grundlegende Basis schafft, um konfliktfrei und ressourcenorientiert zu arbeiten.

8 Literaturverzeichnis

Audebert, F., Deardorff, D., Franklin, P., Görres, C., Henze, J., Kokemohr, R., Nieke, W., Santerini, M., Schönhuth, M., Scheitza, A., Straub, J., Wagner, G., Weidemann, D., Zukrigl-Schief, I. (2008). *Interkulturelle Kompetenz – Die Schlüsselkompetenz im 21. Jahrhundert?*. Gütersloh: Bertelsmann.

Becker-Stoll, F. (2018). Die Erzieher-Kind-Bindung [Präsentation]. Abgerufen am *11.09.2019* von https://www.enfancejeunesse.lu/wp-content/uploads/2018/11/Luxemburg-Erzieherin-Kind-22-11-18.pdf

Gemeinhardt, J./ Karlsruher Institut für Technologie (2012). „Der (inter)kulturelle Eisberg". [Manuskript] Tunis: Karlsruher Institut für Technologie.

Gernhardt, A., Herrmann, K., Korte-Rüther, M. (2013). *Interkulturelle Kompetenz in der Kita*. Osnabrück: Niedersächsisches Institut für frühkindliche Bildung und Entwicklung / Forschungsstelle Entwicklung, Lernen und Kultur.

Hepke, K., Peter, C., Scheithauer, H. (2017). *Theoretische Fundierung eines Präventionsmoduls zur interkulturellen Kompetenz in der Frühförderung – Entwicklung einer Fortbildungsmaßnahme zur Förderung kultursensitiven pädagogischen Handelns in Kindertagesstätten für die Arbeit mit Kindern aus Flüchtlingsfamilien. Bericht im Rahmen eines Projektes der Stiftung Deutsches Forum für Kriminalprävention (DFK)*. Bonn: DFK.

Hörmann, K. (2013). Die Entwicklung der Fachkraft-Kind-Bindung [Fachartikel]. Abgerufen am *12.09.2019* von https://www.kita-fachtexte.de/de/fachtexte-finden?tx_lfpublications_search%5Baction%5D=show&tx_lfpublications_search%5Bcontroller%5D=Publication&tx_lfpublications_search%5Bpublication%5D=99&cHash=03dd92afe6f3ac569d501b43622c1716

Lanfranchi, A. (2016). Migrationsfamilien in der Frühförderung: Kompetenz statt Kulturalisierung, Münchner Symposion Frühförderung. Interkantonale Hochschule für Heilpädagogik.

Lüdicke, H., Beckers, U., Pfeiffer, I., Sievers, E., Spörkmann, K. (2015). *Kultursensible Versorgung von Eltern und Kindern mit Migrationshintergrund in einem Sozialpädiatrischem Zentrum (SPZ)*. Kerpen: Sozialpädiatrisches Zentrum Rhein-Erft-Kreis.

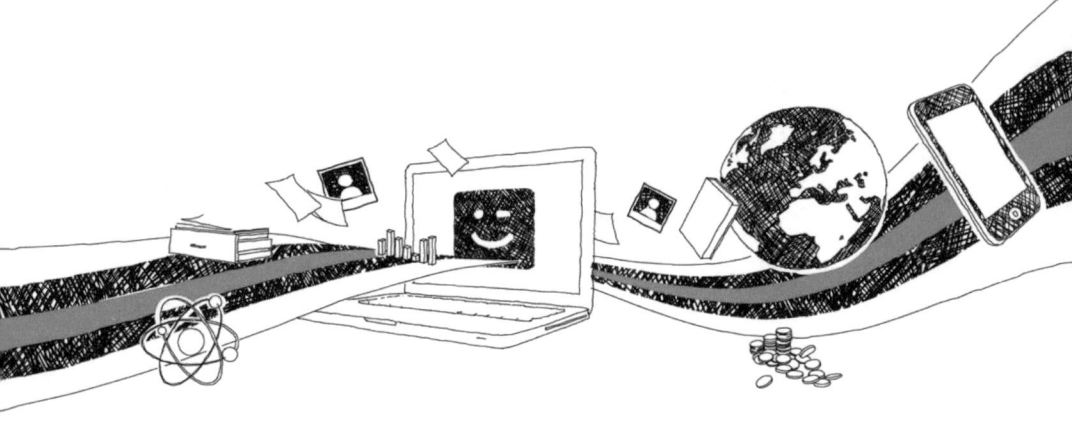
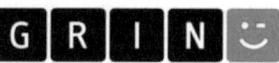